内　容

第4週

覚え書き

練習33　母音と子音を区別する

練習34　予定表を作る

練習35　文章を書く

練習36　辺（折り目）を数える

練習37　新聞の見出し

練習38　家の情報作り

練習39　脳を考える

練習40　言葉の分類

付録　　質問に答える

FM練習帳

脳損傷のリハビリテーションのための方法
FM：藤井正子　　TBIリハビリテーション研究所

頭が働く練習帳 Ⅳ

氏　名　_____

実施日　_____年　　　月　　　日から

　　　　_____年　　　月　　　日まで

覚え書き

- 各曜日で、その日にする練習は全部まとめてあります。
- 練習は楽しくするのが原則です。 楽しくないときには、作ったひとに文句をいいましょう。
- 集中できる時間に毎日訓練しましょう。
- 集中できないときには、本や新聞を使って書き取りの練習をしましょう。
- いやになったら止めてもいいですが、あとで続けましょう。
- 練習を終わった後に、貴方がどれだけできたか100点満点で何点くらいかを予測して書いて下さい。また意見や提案があったら書いて下さい。

月曜日の練習　そろえるもの：鉛筆、はさみ、のり、折り紙または正方形の紙1枚、今日の新聞、タイマー

今週の練習は33と35以外はすべて1練習10分で止めて下さい。時間が書いていないものは10分でやることを忘れないで下さい。

練習33　母音と子音を区別する

次の言葉で読みが母音で始まるものを鉛筆で丸をして下さい。5分で止めて下さい。

農業　林業　狩猟業　漁業　鉱業　建設業　製造業　卸売り業　小売り業　養殖業

保険業　不動産業　運輸業　通信業　広告代理業　熱供給業　電気供給業　金融業

裁判官　記者　画家　駅長　医師　栄養士　看護婦　保母　教員　裁判官　市長

鳶職　大工　秘書　植木職　速記者　果樹栽培業　警察官　石切り工　車掌

航海士　消防士

練習34　自分の一日の予定表を作る

次の時間日誌に火曜日の予定行動を記入する。　右下の見本を参考にして下さい。

5：00	
6：00	
7：00	
8：00	
9：00	
10：00	
11：00	
12：00	
13：00	
14：00	
15：00	
16：00	
17：00	
18：00	
19：00	
20：00	
21：00	
22：00	
23：00	
24：00	

参考のための見本

5:00	起床
	庭の手入れ
6:30	ランニング
7:00	朝食
8:00	家を出る（出勤）
	電車とバス
9:00	出勤簿を押す
9:30	お得意まわり
10:00	記録、書類整理
12:00	社員食堂へ行く
13:00	メールを開き返事を書く
14:00	社内打ち合わせ
15:00	休憩
15:30	午後の書類整理
17:00	退社簿を押す
	電車とバス
18:00	帰宅
	休養
19:00	夕食
19:30	テレビをみる
21:00	明日の準備をする
22:30	就寝

練習35　文章を書く

つぎの文章を下の余白に3回書いて下さい。5分で止めて下さい。

今までノーベル電子博物館は、インターネットを通じて多くの情報を出しているが、4月から本物の博物館も開館する。

練習36　折り紙の鶴の折り目を数える

正方形の紙で鶴を作ります。簡単な基本的な折り方は下に表示してありますが、なおわからない人は家族のだれかに聞いて下さい。下の⑨まで折れたら紙を開きます。折り目に線を引きながら数を入れて、折り目を数えましょう。ここまで10分でやって下さい。折り目を数えたらまた折り紙を繰返して今度は⑨以降の首と尾をつけましょう。

折り目の数　　　　　個

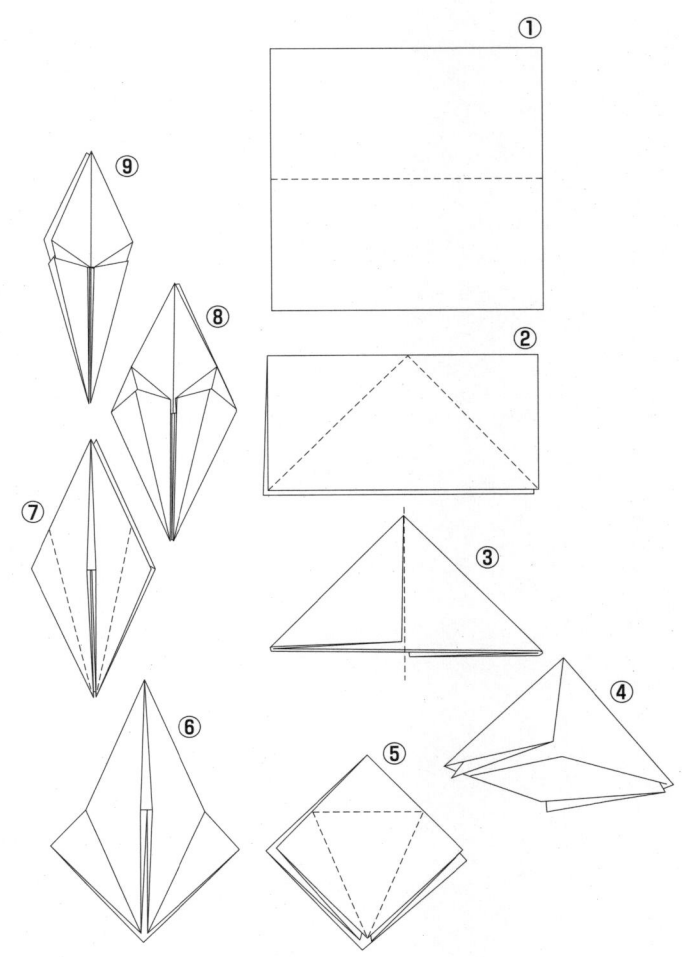

練習37　新聞の見出し

今日の新聞の10字以上の見出しを下に10書いて下さい。

1

2

3

4

5

6

7

8

9

10

練習38　家の情報作り

家計簿を自分で作ってみましょう。1日に使ったお金をどのように分類しますか？なぜその分類が必要なのですか？　簡単な見本は右下にあります。

科目	月日	月 日（　） 摘要	金額	月 日（　） 摘要	金額
繰　　　越					
収　　　入					
支出明細	主　食　費				
	副　食　費				
	調　味　料				
	嗜　好　品				
	その他食費				
	住　居・備品				
	水　道・光熱				
	衣　　　服				
	教　育・育児				
	教　養・娯楽				
	交　　　際				
	小　　　遣				
	交　通・通信				
	保　健・衛生				
	貯　　　蓄				
	保　　　険				
	支　出　合　計				
差　引　残　高					
預金	預　け　入　れ				
	引　き　出　し				
	貯　蓄　現　在　高				
メモ		メモ		メモ	

11

練習39　脳を考える

下の資料の質問に対する答えを余白に書いて下さい。

外傷性脳損傷後のリハビリテーションの本の最初に漫画がある。「そこへの行き方」という分かりにくい題名とともに、一人の旅人が門を突き抜け、荒野らしきところをどこまでもどこまでも行くように、途中休んでもよいが歩き続けるようにというメッセージが書かれている。考えようによれば、これは人間の一生を表しているようでもあるが、外傷性脳損傷のリハビリテーションは、一生ものであると言っているとも解釈される。確かに、外傷性脳損傷者にかぎらず、脳を一生働かせていれば、機能低下を防ぐことができると考えるのは、良い考えである。

あなたはこれに賛成ですか？そのためどうしようと思います？　なるべく現在努力していることを書いて下さい。

練習40　言葉の分類

次の文章を呼んで下の項目を記入して下さい。

アメリカの国立頭部外傷機構は、外傷性脳損傷を、意識の状態を変えるような外力によって脳がひどい障害を受けることであり、認識能力と身体機能の障害を招くという意味の表現をしている。この損傷は、自動車や道路に頭部がぶつかり、脳に傷を受けた状態をいい、外からみてなにも障害がないようにみえることもある。

1　地名を表す言葉をすべて拾って下に書いて下さい

2　動詞をすべて拾って下に書いて下さい

3　脳損傷に関係する言葉をすべて拾って下に書いて下さい

4　漢字を使っている言葉をすべて拾って下に書いて下さい

付録　質問に答えて下さい
自分の思いにぴったりの番号に丸をして下さい。

1　この訓練はまあまあ面白かった。

2　こんなことはもうやりたくない。

3　家でなく、どこかで先生と一緒にやりたい。

4　自分で訓練計画を作りたい。

5　もっとゲーム感覚のものが多いと良い。

6　算数をもっとやりたい。

7　面白くなくても訓練になると思うのでやる。

8　退屈してしまう。

9　時間はだいたいにおいて短すぎる。

10　漢字の書き取りがやりたい。

訓練について、これ以外に思っていることがあったら自由に書いて下さい。

月曜日の練習は100点満点で、何点位ですか？

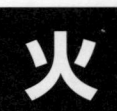

火曜日の練習　そろえるもの：鉛筆、定規、はさみ、のり、今日の新聞、タイマー

今週の練習は33と35以外はすべて1練習10分で止めて下さい。時間が書いていないものは10分でやることを忘れないで下さい。

練習33　母音と子音を区別する。

次の言葉で読みが母音で始まるものを鉛筆で丸をして下にすべて書きましょう。5分で止めて下さい。

物忘れ　江戸　石仏　小石川　蛙　屋敷　往時　歴史　永久　沿道　周辺　祭　映画
思索　庭園　祈願　梅干し　雑踏　参道　迷子　家出　参詣　信仰　証拠　散歩　枝
稲荷　平坦　指定　閻魔　遠足　雲海　雪国　絵本　安心　読書　花

母音で始まる言葉

練習34　自分の一日の予定表を作る

次の時間日誌に水曜日の予定行動を記入する。右下の見本を参考にして下さい。

5：00	
6：00	
7：00	
8：00	
9：00	
10：00	
11：00	
12：00	
13：00	
14：00	
15：00	
16：00	
17：00	
18：00	
19：00	
20：00	
21：00	
22：00	
23：00	
24：00	

参考のための見本

5:00	起床
	庭の手入れ
6:30	ランニング
7:00	朝食
8:00	家を出る（出勤）
	電車とバス
9:00	出勤簿を押す
9:30	お得意まわり
10:00	記録、書類整理
12:00	社員食堂へ行く
13:00	メールを開き返事を書く
14:00	社内打ち合わせ
15:00	休憩
15:30	午後の書類整理
17:00	退社簿を押す
	電車とバス
18:00	帰宅
	休養
19:00	夕食
19:30	テレビをみる
21:00	明日の準備をする
22:30	就寝

練習35　文章を書く

つぎの文章を下の余白に3回書いて下さい。5分で止めて下さい。

ことばは、単に情報を伝達するものとしての役割だけでなく、人々の間に関係を結び、その関係を保つためにも重要である。

練習36　知恵の板で作る形の辺を数える

この頁の下の枠の知恵の板を1つ切りはなします。下の図のようにそれを使って形を作って次の頁に貼りつけ、題をつけて辺の数を数えて下さい。10分で1つの予定ですが時間が余ったらもう一つ作ってみましょう。

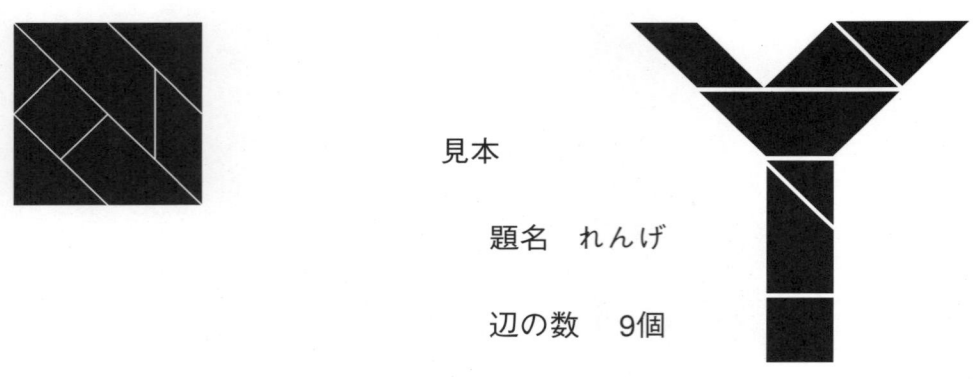

見本

題名　れんげ

辺の数　9個

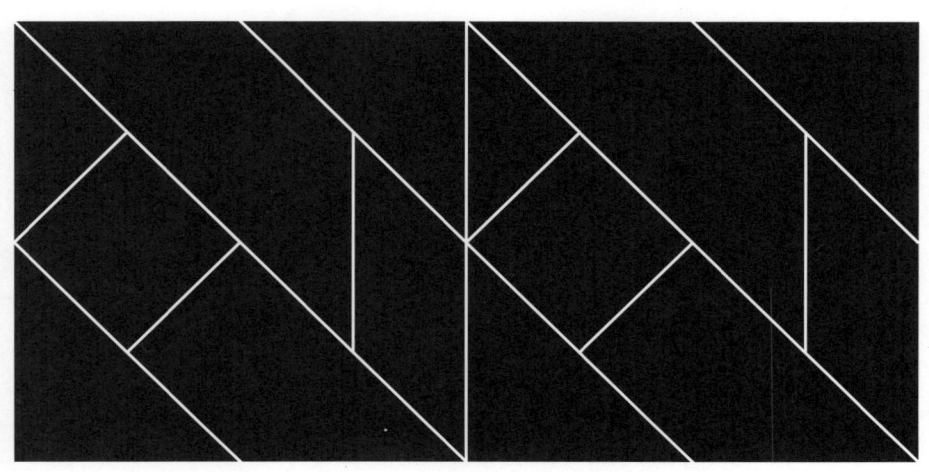

18

題名   題名

辺の数   個   辺の数   個

練習37　新聞の見出し

今日の新聞の10字以上の見出しを下に10書いて下さい。

1

2

3

4

5

6

7

8

9

10

練習38　家の情報作り

下の図は家の間取り図です。和室の合計面積を、畳1つが0.9×1.8＝1.62平米として計算して下さい。床の間、物入れは計算しないで下さい。

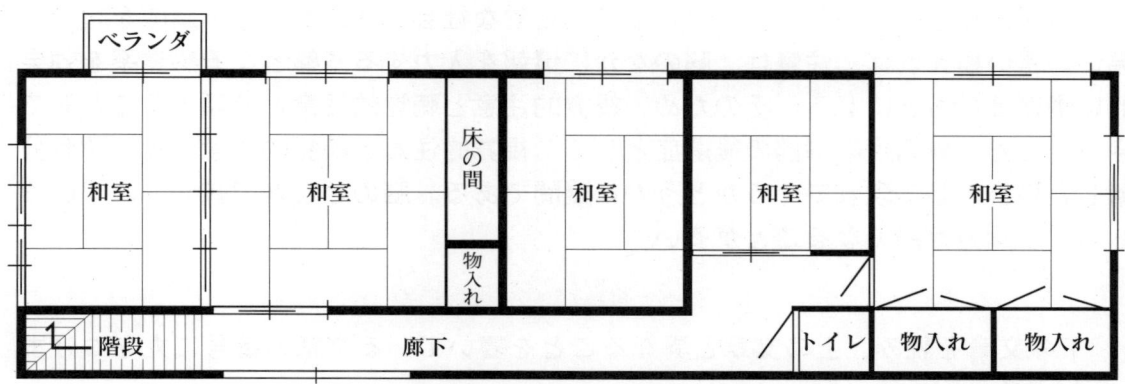

練習39　脳を考える

次の資料から下の2つの問題を考えましょう。

外傷性脳損傷後の後遺症として、よく言われていることに注意障害がある。注意による選択や切替えが悪ければ不注意や固執といって叱られ、注意の持続が悪ければ注意散漫や飽きっぽいという状態になり、正常な社会生活において不適応を起こし易い。言い換えれば、注意は、脳のなかに情報を入力する基盤となる感覚系を効果的に働かせるもとになる。そのため、視覚的注意と聴覚的注意と分類することもできる。ただ、外傷性脳損傷の後遺症として、視覚的注意と聴覚的注意がそれぞれ分離した障害として現れてくるかどうかは疑問である。脳のどこかで統合されているらしく、両方が悪くなることが多い。

1. 下の文章を読み、上の文章と異なることを書いている文章の番号に丸をつけましょう。

    1. 注意障害があると社会生活上不利である。
    2. 注意障害は外傷性脳損傷後に起こりやすい。
    3. 視覚的注意と聴覚的注意の障害は必ず分離して現われる。

2. あなたの注意力はどのくらいですか？　不注意で失敗した具体的な例があったら思い出して2つ書いて下さい。

    1.

    2.

練習40　言葉の分類

次の文章を呼んで下の項目を記入して下さい。

メソポタミア地方で、羊飼いは羊の群れを追って生活し、夜空を見ながら星達に名前を付けるようなり、良く見える星を人や動物の姿に見立てて、星座のもとを作ったと考えられている。　これはやがてギリシャに伝えられて、いろいろな神話や伝説と一緒になり、いまの形になったと思われる。

1　地名を表す言葉をすべて拾って下に書いて下さい

2　動詞をすべて拾って下に書いて下さい

3　空に関係する言葉をすべて拾って下に書いて下さい

4　漢字を使っている言葉をすべて拾って下に書いて下さい

付録　質問に答えて下さい
自分の思いにぴったりの番号に丸をして下さい。

1　この訓練はまあまあ面白かった。
2　こんなことはもうやりたくない。
3　家でなく、どこかで先生と一緒にやりたい。
4　自分で訓練計画を作りたい。
5　もっとゲーム感覚のものが多いと良い。
6　算数をもっとやりたい。
7　面白くなくても訓練になると思うのでやる。
8　退屈してしまう。
9　時間はだいたいにおいて短すぎる。
10　漢字の書き取りがやりたい。

訓練について、これ以外に思っていることがあったら自由に書いて下さい。

火曜日の練習は100点満点で、何点位ですか？

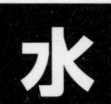

水曜日の練習　そろえるもの：鉛筆、はさみ、のり、今日の新聞、タイマー

今週の練習は33と35以外はすべて1練習10分で止めて下さい。時間が書いていないものは10分でやることを忘れないで下さい。

練習33　母音と子音を区別する。

次の言葉で読みが子音で始まるものを鉛筆で丸をして下さい。5分で止めて下さい。時間があまったら下に書き取りをしましょう。

書類　信条　言葉　習慣　外国　胃袋　境界　会計　委員　漢字　子供　教育　直面
問題　能力　努力　標準　同時　場合　純粋　郊外　利益　修得　伝達　会得　支援
文献　出版　地域　臆病　方言　国家　状況　中性　位置　事実　地位　役割　学校
地雷　意見　医者　育児　入院　飲食　遠征　荷物　駅　社会　応急　公園

練習34　自分の一日の予定表を作る

次の時間日誌に木曜日の予定行動を記入する。右下の見本を参考にして下さい。

時刻		時刻	参考のための見本
5：00			
6：00		5:00	起床
7：00			庭の手入れ
8：00		6:30	ランニング
9：00		7:00	朝食
10：00		8:00	家を出る（出勤）
11：00			電車とバス
12：00		9:00	出勤簿を押す
13：00		9:30	お得意まわり
14：00		10:00	記録、書類整理
15：00		12:00	社員食堂へ行く
16：00		13:00	メールを開き返事を書く
17：00		14:00	社内打ち合わせ
18：00		15:00	休憩
19：00		15:30	午後の書類整理
20：00		17:00	退社簿を押す
21：00			電車とバス
22：00		18:00	帰宅
23：00			休養
24：00		19:00	夕食
		19:30	テレビをみる
		21:00	明日の準備をする
		22:30	就寝

練習35　文章を書く。

つぎの文章を下の余白に3回書いて下さい。5分で止めて下さい。

自分を知ることは難しい。テストをするのは、その人の実際の能力を測るとともにその人に自分の能力を教えるためでもある。

練習36　タングラムで作る形の辺を数える

この頁の下の枠のタングラムを1つ切りはなします。下の図のようにそれを使って形を作って次の頁に貼りつけて、それに題をつけて辺の数を数えて下さい。10分で1つの予定ですが、時間が余ったらもう1つ作ってみましょう。

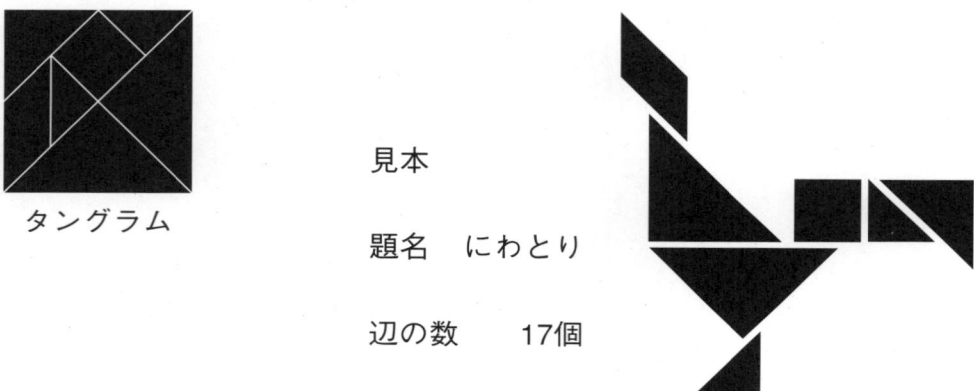

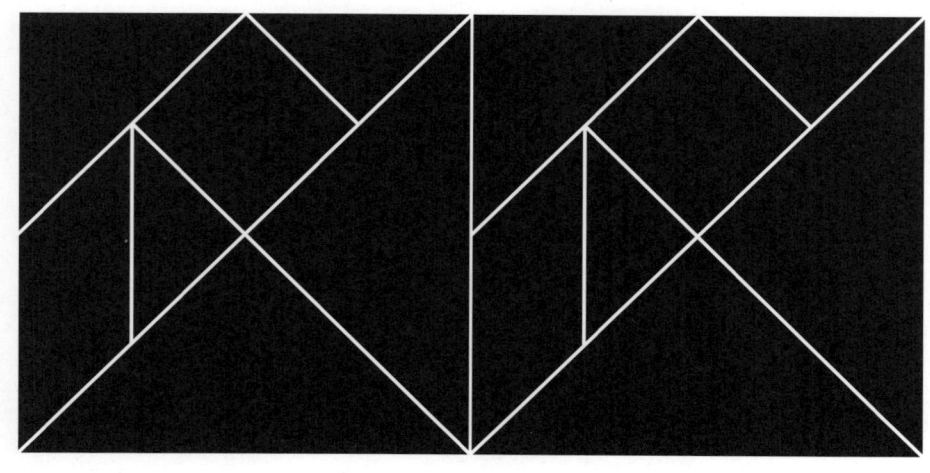

題名   題名

辺の数   個   辺の数   個

練習37　新聞の見出し
今日の新聞の10字以上の見出しを下に10書いて下さい。

1

2

3

4

5

6

7

8

9

10

練習38　家の情報作り
家で現在使っている調理器具の名前を10個下に書きましょう。

1
2
3
4
5
6
7
8
9
10

練習39　脳を考える

次の資料から下の2つの問題を考えましょう。

外傷性脳損傷の後遺症で、話し方が遅くなることがある。これはいろいろな要因で起こるが、情報処理の遅さが原因であることが多い。情報処理能力の低下は、物事の理解力が悪くなったなどの表現として出てくることも多いが、話し方が流暢でなくなるというような表出の問題として起こることもありそうである。話し言葉の速度など、話をする本人があまり意識していないため、この後遺症に本人が気づかないことがよくある。脳損傷以前から本人を知っている人は気づく。情報処理能力のリハビリテーションの効果は具体的には未知数であるが、今後検討の余地がある。

1. 下の文章を読み、上の文章と異なることを書いている文章の番号に丸をつけましょう。

    1. 話し方が遅くなるのは情報処理が遅くなることと関係がある。

    2. 話し方が遅くなると本人はすぐに気づく。

    3. 情報処理能力のリハビリテーションは今後の問題である。

2. あなたが話をするときの速さはどのくらいですか？　あなたの話し方について自分で感じていることを書いて下さい。感じていることがない人は、他の人から言われたことがあれば書いて下さい。

練習40　言葉の分類

次の文章を呼んで下の項目を記入して下さい。

　第1回の本格ミステリー大賞の贈呈式が東京で行われた。この賞は本格ミステリー小説の振興のために会員の直接の投票によって選ばれる賞で今年から始まったものである

1　地名を表す言葉をすべて拾って下に書いて下さい

2　動詞をすべて拾って下に書いて下さい

3　名詞をすべて拾って下に書いて下さい

4　漢字を使っている言葉をすべて拾って下に書いて下さい

付録　質問に答えて下さい
自分の思いにぴったりの番号に丸をして下さい。

1　この訓練はまあまあ面白かった。

2　こんなことはもうやりたくない。

3　家でなく、どこかで先生と一緒にやりたい。

4　自分で訓練計画を作りたい。

5　もっとゲーム感覚のものが多いと良い。

6　算数をもっとやりたい。

7　面白くなくても訓練になると思うのでやる。

8　退屈してしまう。

9　時間はだいたいにおいて短すぎる。

10　漢字の書き取りがやりたい。

訓練について、これ以外に思っていることがあったら自由に書いて下さい。

水曜日の練習は100点満点で、何点位ですか？

木

木曜日の練習　そろえるもの：鉛筆、はさみ、のり、今日の新聞、タイマー

今週の練習は33と35以外はすべて1練習10分で止めて下さい。時間が書いていないものは10分でやることを忘れないで下さい。

練習33　母音と子音を区別する。

次の言葉で読みが母音で始まるものを鉛筆で丸をして下さい。丸をした言葉を余白にすべて書きましょう。5分で止めて下さい。

加速　階段　色紙　影響　聴覚　暗算　動作　改善　鋭角　無理　卒中　味　痛み　意識　麻痺　表情　健忘　校門　鋭敏　血管　関節　関心　酸素　大脳　迂回　失語　呼吸　腕　奇形　足　触覚　緊張　発作　反射　細菌　骨折　昏睡　装具　慢性　牛　愛情　定食　運　練習　視覚　秘密　鉛筆　田舎

母音で始まる言葉

練習34　自分の一日の予定表を作る

次の時間日誌に金曜日の予定行動を記入する。右下の見本を参考にして下さい。

5：00	
6：00	
7：00	
8：00	
9：00	
10：00	
11：00	
12：00	
13：00	
14：00	
15：00	
16：00	
17：00	
18：00	
19：00	
20：00	
21：00	
22：00	
23：00	
24：00	

参考のための見本

5:00	起床
	庭の手入れ
6:30	ランニング
7:00	朝食
8:00	家を出る（出勤）
	電車とバス
9:00	出勤簿を押す
9:30	お得意まわり
10:00	記録、書類整理
12:00	社員食堂へ行く
13:00	メールを開き返事を書く
14:00	社内打ち合わせ
15:00	休憩
15:30	午後の書類整理
17:00	退社簿を押す
	電車とバス
18:00	帰宅
	休養
19:00	夕食
19:30	テレビをみる
21:00	明日の準備をする
22:30	就寝

練習35　文章を書く。

つぎの文章を下の余白に3回書いて下さい。5分で止めて下さい。

交通事故による脳の外傷でも記憶力が悪くなることがある。パーソナルコンピューターによる記憶訓練のための効果的なソフトの開発が望まれる。

練習36　知恵の板で作る形の辺を数える

この頁の下の枠の知恵の板を1つ切りはなします。下の図のようにそれを使って形を作って次の頁に貼りつけ、題をつけて辺の数を数えて下さい。10分で1つの予定ですが時間が余ったらもう一つ作ってみましょう。

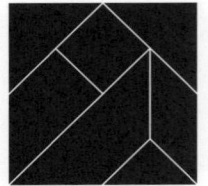

見本

題名　　たい

辺の数　12個

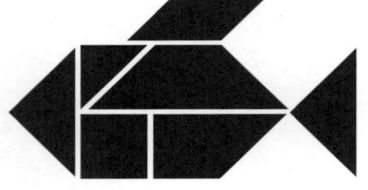

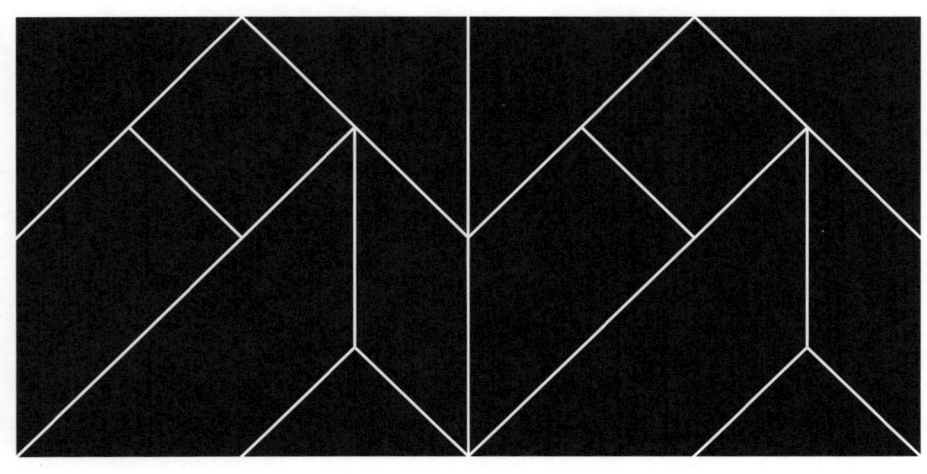

題名   題名

辺の数   個   辺の数   個

練習37　新聞の見出し

今日の新聞の10字以上の見出しを下に10書いて下さい。

1

2

3

4

5

6

7

8

9

10

練習38　家の情報作り

自分の家で現在使っている電化製品の名前を10個下に書きましょう。2つ以上あるものは名前の次に個数も書いて下さい。

1

2

3

4

5

6

7

8

9

10

練習39　脳を考える

次の資料から下の2つの問題を考えましょう。

「記憶力が悪くなった」とよく外傷性脳損傷後の人は言う。それは、まわりの人から言われることが多いからである。昨日自分で言っていたじゃないか？（それなので忘れるはずがない）、さっき2度も念をおして言ったのに（もう忘れて相手してられない）などと、きついことをまわりの人から言われる。つまり、本人はあまり意識していないが、まわりの人から気づかされてしまうのである。この対策としてメモ帳がある。メモができる環境にある人、メモ帳を完全に使いこなせる人は、社会生活に適応することが可能になる。

1. 下の文章を読み、上の文章と異なることを書いている文章の番号に丸をつけましょう。

    1. 記憶力が悪くなったことは人には気づかれにくい。

    2. メモをよくとってメモ帳を使いこなせる人は社会生活に適応しやすい。

    3. 記憶力障害の助っととしてメモ帳がある。

2. あなたはメモ帳をどのように利用していますか？　具体的に書いてください。あなたの記憶力について感じたことを何でも書いて下さい。

練習40　言葉の分類

次の文章を呼んで下の項目を記入して下さい。

上野動物園にゴリラの森ができてから、かなりたちました。これはゴリラ本来の群れの飼育によって絶滅から守ろうという試みです。ゴリラは人間に近い家族的な社会形態をとり、たけのこ、セロリ、シダなどの植物を食べて生活しています。　ゴリラの繁殖計画には、広島、別府、東武、宮崎等の動物園との協力があったそうです。

1　地名を表す言葉をすべて拾って下に書いて下さい

2　植物名をすべて拾って下に書いて下さい

3　カタカナを使っている言葉をすべて拾って下に書いて下さい

4　漢字を使っている言葉をすべて拾って下に書いて下さい

付録　質問に答えて下さい
自分の思いにぴったりの番号に丸をして下さい。

1　この訓練はまあまあ面白かった。
2　こんなことはもうやりたくない。
3　家でなく、どこかで先生と一緒にやりたい。
4　自分で訓練計画を作りたい。
5　もっとゲーム感覚のものが多いと良い。
6　算数をもっとやりたい。
7　面白くなくても訓練になると思うのでやる。
8　退屈してしまう。
9　時間はだいたいにおいて短すぎる。
10　漢字の書き取りがやりたい。

訓練について、これ以外に思っていることがあったら自由に書いて下さい。

木曜日の練習は100点満点で、何点位ですか？

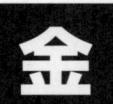

金曜日の練習　そろえるもの：鉛筆、はさみ、のり、今日の新聞、タイマー

今週の練習は33と35以外はすべて1練習10分で止めて下さい。時間が書いていないものは10分でやることを忘れないで下さい。

練習33　母音と子音を区別する。

次の言葉で読みが子音で始まるものを鉛筆で丸をして下にすべて書きましょう。5分で止めて下さい。

消息　軟骨　絵本　複写　聴覚　先生　動作　自発　鋭敏　無理　卒中　味　公害
意識　麻痺　表情　健康　胃腸　血管　関節　興味　窒素　大脳　迂回　失語
呼吸　手　奇形　足　触覚　救急　発作　反射　感覚　骨折　昏睡　装具　慢性　口
地理　暗記　水平　意地悪　喫茶店　軍隊　内気　覚悟　旅行　拍手　母校

子音で始まる言葉

練習34　自分の一日の予定表を作る

次の時間日誌に土曜日の予定行動を記入する。右下の見本を参考にして下さい。

5：00
6：00
7：00
8：00
9：00
10：00
11：00
12：00
13：00
14：00
15：00
16：00
17：00
18：00
19：00
20：00
21：00
22：00
23：00
24：00

参考のための見本

7:00	起床
8:00	朝食
	新聞を読む
10:00	家の中の片付けをする
12:00	昼食
13:00	メールを開き返事を書く
14:00	スポーツジムへ行く
15:30	友人の家に立ち寄る
17:00	帰宅
18:00	夕食
19:30	テレビをみる
22:30	就寝

練習35　文章を書く

つぎの文章を下の余白に3回書いて下さい。5分で止めて下さい

様々な訓練には注意力と覚醒状態が必要となる。そのため注意力のない人は、まず一日のうちで覚醒状態の高い時間を選び、注意力をつけるための訓練をすることが望まれる。

練習36　知恵の板で作る形の辺を数える

この頁の下の枠の知恵の板を1つ切りはなします。下の図のようにそれを使って形を作って次の頁に貼りつけ、題をつけて辺の数を数えて下さい。10分で1つの予定ですが時間が余ったらもう一つ作ってみましょう。

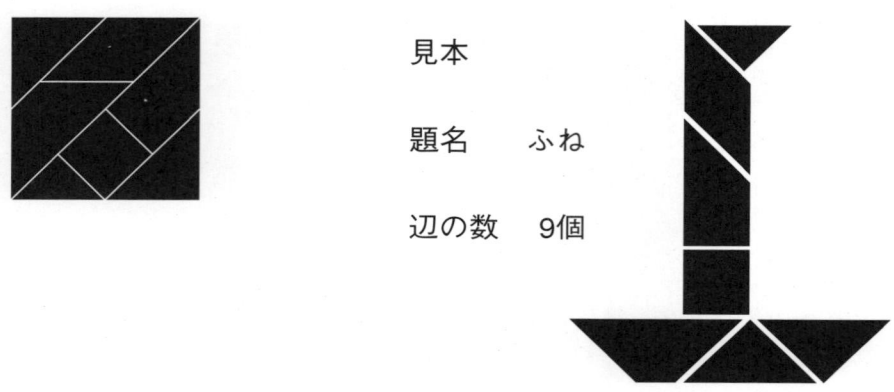

見本

題名　ふね

辺の数　9個

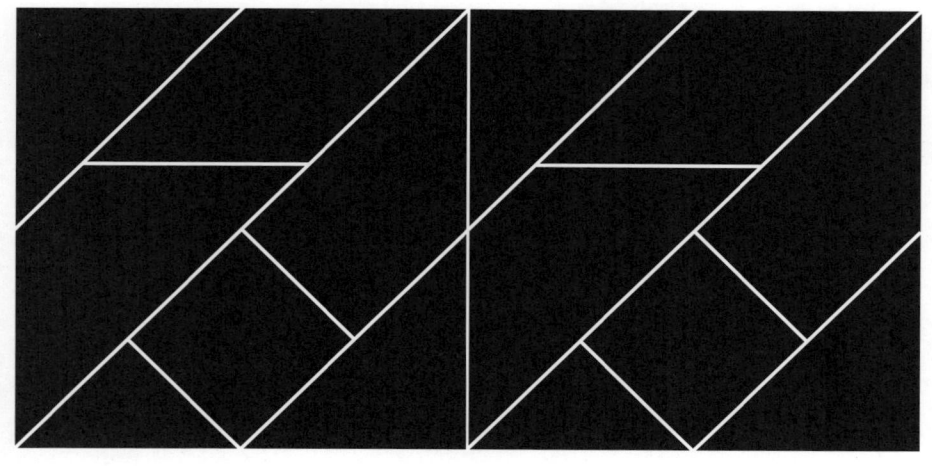

48

題名　　　　　　　　　　　　　　　題名

辺の数　　　個　　　　　　　　　　辺の数　　　個

練習37　新聞の見出し
今日の新聞の10字以上の見出しを下に10書いて下さい。

1

2

3

4

5

6

7

8

9

10

練習38　家の情報作り

自分の家で現在使っている家具を10個書きましょう。想像で沢山書いて下さってもかまいません。

1
2
3
4
5
6
7
8
9
10

練習39　脳を考える

次の資料から下の2つの問題を考えましょう。

脳が左右の半球で同じ様な働きをしているということは、人間の高次機能にとって重要である。つまり、片方の脳がやられても訓練によって高次機能がかなり改善されることは、障害を受けていない半球がより活発に働きはじめるためだと考えられている。そのことは、外傷性脳損傷後のリハビリテーションの重要性を示している。スポーツも脳の働きを活性化するので、一生懸命やる人がいるが、高次機能の訓練はまた別で、机の上での練習が必要になる。漢字が書けなくなった人は漢字の書き取り訓練を、記憶障害が強い人は記憶訓練を、集中力のなくなった人は集中力をつける訓練が必要になるはずである。これらは相互に連動している。高次機能の訓練の方法については、専門家に聞く方が効果的である。

1. 下の文章を読み、上の文章と異なることを書いている文章の番号に丸をつけましょう。

    1. 人間の脳が左右の半球からできていることは、リハビリテーションを効果的にしている。

    2. スポーツをすることは高次機能訓練として最も効果的である。

    3. 書き取り訓練や記憶訓練は脳の高次機能訓練といえる。

2. あなた自身で考えた脳のリハビリテーションはなんですか？実際に実行していなくても考えていることを書いて下さい。

練習40　言葉の分類

次の文章を呼んで下の項目を記入して下さい。

さつま芋に群がることで知られている高崎山のニホンザルにとって、もっと優雅な営みは、海に面した斜面にひっそりと咲くヤブツバキの花密を手あたり次第に取って上手になめることである。　高崎山の豊かな自然の新芽も春のおいしいご馳走になる。

1　地名を表す言葉をすべて拾って下に書いて下さい

2　植物名と植物の部分を表わす言葉をすべて拾って下に書いて下さい

3　名詞をすべて拾って下に書いて下さい

4　漢字を使っている言葉をすべて拾って下に書いて下さい

付録　質問に答えて下さい
自分の思いにぴったりの番号に丸をして下さい。

1　この訓練はまあまあ面白かった。

2　こんなことはもうやりたくない。

3　家でなく、どこかで先生と一緒にやりたい。

4　自分で訓練計画を作りたい。

5　もっとゲーム感覚のものが多いと良い。

6　算数をもっとやりたい。

7　面白くなくても訓練になると思うのでやる。

8　退屈してしまう。

9　時間はだいたいにおいて短すぎる。

10　漢字の書き取りがやりたい。

訓練について、これ以外に思っていることがあったら自由に書いて下さい。

金曜日の練習は100点満点で、何点位ですか？